NOTICE

sur les

Eaux Sulfureuses d'Enghien

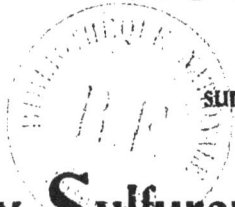

Propriétés

Mode d'action

Emplois thérapeutiques

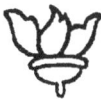

NOTICE

sur les

Eaux Sulfureuses d'Enghien

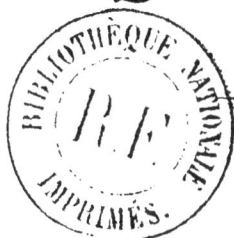

Propriétés

Mode d'action

Emplois thérapeutiques

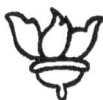

Propriétés physiques.

Les Eaux d'Enghien appartiennent à la classe des eaux froides sulfurées calciques et sulfhydriquées.

Leur température varie de 10° à 14° suivant les sources. et leur densité moyenne est de 1,005.

Prise au griffon, l'Eau d'Enghien est parfaitement limpide, incolore, légèrement gazeuse, à odeur et saveur fortement hépatiques avec un arrière-goût fade ou un peu alcalin.

Composition chimique.

Les diverses sources diffèrent peu les unes des autres, au point de vue de leur composition chimique. On y retrouve les mêmes corps constituants en proportions variables, mais ce qui frappe au premier abord, c'est l'abondance du principe sulfuré que l'on y rencontre. C'est ainsi que les expériences sulfhydrométriques, faites avec la liqueur de Dupasquier, donnent les résultats suivants, pour un litre d'eau minérale :

			Acide sulfhydrique en volume:
Source du Lac . .	44",30	correspondant à	38,7325
— de Puisaye	36",10	—	31,5631
— du Nord. .	34°,70	—	30,3390

D'autre part, la comparaison des diverses analyses faites, par Fourcroy, de Puisaye, Lecomte, Fremy, Ossian Henry, Réveil, permet de fixer de la manière suivante la composition en poids des substances contenues dans un litre d'Eau d'Enghien :

Corps gazeux. {	Acide sulfhydrique.	0,0453
	Acide carbonique libre. . .	0,1419
	Azote	0,0100
Sulfure de calcium		0,079
— de magnésium		0,105

Chlorure de sodium.	0,0205
— de magnésium	0,0107
Sulfate de magnésie	0,130
— de chaux	0,372
— de potasse	0,0140
Carbonate de chaux.	0,0340
— de magnésie	0,0125
— de fer	0,103
Silice. . . . . , . . .	traces.
Aluminium.	id.
Matières organiques	id.

Il résulte de ces analyses que les Eaux d'Enghien contiennent une forte proportion de soufre, et, ainsi que l'a fait remarquer Ossian Henry, dans son Rapport à l'Académie de Médecine, « une proportion qui dépasse de beaucoup la quantité de ce métalloïde contenue dans les eaux sulfureuses de la chaîne des Pyrénées ».

Le tableau comparatif ci-dessous permet de se rendre compte de la richesse sulfureuse des Eaux d'Enghien :

Richesse Sulfureuse des Eaux Minérales d'Enghien.

(Comparée à celle des eaux analogues des Pyrénées.)

ENGHIEN

	Soufre par 1.000 gr. d'eau.
Source du Lac.	0,0770
— du Nord.	0,0680
— de la Pêcherie.	0,4517
— de Puisaye	0,0480
— du Roi	0,0396

PYRÉNÉES

	Grammes.
Luchon (grotte inférieure)	0,0324
Barèges (grandes douches)	0,0165
Cauterets (source Bruzaud)	0,0061
Saint-Sauveur	0,0081
Eaux-Bonnes (la buvette)	0,0086

Ainsi, le soufre contenu dans les eaux d'Eaux-Bonnes, de Saint-Sauveur, étant représenté par   1

Celui des eaux de Barèges est représenté par. . .   2

Celui des eaux de Luchon par   4

Celui des eaux d'Engien (richesse moyenne) par .   7 1/2

Celui de la source du Lac par 9 1/2

CHAPITRE II

Modes d'emploi des Eaux d'Enghien

Différents services de l'Établissement Thermal

L'eau d'Enghien s'emploie de deux façons : à l'intérieur et à l'extérieur. L'usage interne comprend la boisson, l'inhalation et la pulvérisation. L'usage externe comprend les lotions, les douches, les bains et les irrigations.

Buvettes.

Les sources généralement employées pour la boisson sont les sources du Roy et Deyeux; on y accède par un escalier en rocaille recouvert par une grotte artificielle qui sert d'abri aux deux sources. Le malade peut à volonté boire l'eau au griffon même ou dans la buvette, vaste pavillon, comprenant outre la grande salle d'entrée confortablement meublée, deux salles de gargarismes.

Établissement thermal.

L'établissement thermal a été complètement transformé et remis à neuf en 1904; on peut le considérer comme le modèle du genre.

Dès 1889, le Congrès international d'hydrologie déclarait que c'était un établissement complet et le mieux outillé de

France. Ce jugement a été confirmé en 1902 par le professeur Gilbert lors de la visite et de la conférence qu'il y fit aux élèves de son laboratoire et du cours de thérapeutique de la Faculté de Médecine de Paris

Les différents services sont groupés autour d'un vaste hall vitré, très confortablement aménagé et dont l'atmosphère légèrement sulfureuse permet aux baigneurs, en y séjournant, de compléter heureusement leur cure. Il comprend :

1º **Qnatre=vingts salles de bains.** — Les baignoires sont munies chacune de trois robinets donnant l'eau ordinaire froide, l'eau ordinaire chaude et l'eau sulfureuse, de façon à varier à volonté la température et la minéralisation. Les cabines de bains du rez-de-chaussée ont le grand avantage d'être pourvues d'un appareil destiné aux douches locales, le malade étant plongé dans le bain ; cette installation lui permet l'usage de ce mode de traitement tout en restant pendant sa durée sous l'action pénétrante de l'eau sulfureuse.

De plus, toutes les cabines du rez-de-chaussée communiquent directement avec des salles de douches intercalées entre chacune d'elles.

On donne dans ces cabines des *bains sulfureux mitigés* ou des *bains d'eau sulfureuse pure* chauffée à la vapeur (ces derniers ne sont donnés que sur l'avis du médecin à cause de leur action très énergique).

2º **Six salles de douches,** où l'on emploie à volonté l'eau sulfureuse ou l'eau ordinaire ; à ces salles sont annexées des cabines de massage avec salon de repos.

3º **Quatre salles d'inhalations et de pulvérisation ;** avec leurs parois entièrement revêtues de faïences, et leurs tables en marbre massif, sur lesquelles circulent sans interruption des courants d'eau stérilisée, ces salles constituent un type d'installation que l'on ne retrouve dans aucune autre station.

Elles sont vastes et peuvent être rapidement aérées.

L'eau sulfureuse y est amenée, sous une pression moyenne de 15 à 18 atmosphères; elle s'y échappe, par des tuyaux filiformes, de nombreux appareils, et s'y trouve très finement pulvérisée.

Les salles sont ainsi remplies d'une poussière d'eau sulfureuse, au milieu de laquelle les baigneurs se promènent recouverts de manteaux imperméables.

Ils peuvent aussi, suivant les prescriptions médicales données, s'asseoir devant un des appareils pulvérisateurs, et recevoir au fond de la gorge une véritable douche.

4° **Deux salles de douches nasales** : l'eau sulfureuse y arrive sous une pression constante et à la température fixée par le médecin.

5° **Des piscines particulières à eau sulfureuse courante;** deux de ces piscines sont uniques en France; ce sont celles où l'on fait le massage sous la douche, ce qui permet de donner en même temps, bain, douche et massage;

6° **Des bains de vapeurs sulfureuses en caisse;**

7° **Des pédiluves à eau sulfureuse** courante; ainsi que des bains de bras et de jambes;

8° Enfin nous devons une mention spéciale aux **nouvelles installations électriques** qui permettent de donner des bains hydro-électriques, hydro-sulfureux électriques et des bains de lumière.

Établissement d'hydrothérapie.

On a construit, en 1899, dans le parc même du grand Établissement, une annexe spécialement destinée à l'hydrothérapie.

Ce nouvel établissement comprend :

Deux grandes piscines à eau courante;

Des salles de douches pourvues de tous les appareils connus;

Des salles de bains de vapeur en caisse, de sudation et de douches de vapeurs;

Des salles de massage à sec et de massage sous la douche (douche, massage d'Aix et de Vichy), services auxquels sont attachés des masseurs et masseuses expérimentés, rompus à la pratique de ce traitement qui donne des résultats surprenants dans les cas *d'obésité et de rhumatisme chronique.*

Ajoutons enfin que des salons de repos très confortables et très bien aménagés sont annexés à chacun de ces services.

DEUXIÈME PARTIE

— ✎ —

Action physiologique

— ✎ —

D'une manière générale, les Eaux d'Enghien sont excitantes, toniques, reconstituantes ; elles déterminent quelquefois, vers la fin de la première semaine, quelques-uns des
signes de la fièvre thermale, rarement la saturation et la
poussée ; à cette première période fait toujours suite, d'ail-
leurs, une seconde dite de sédation.

Diurétiques et légèrement laxatives, elles ont surtout une
**action élective sur les muqueuses, notamment sur celles des
voies aériennes,** et sur la peau.

Mais il est des cas, et selon les modes d'administration,
où l'on observe des phénomènes tout opposés, c'est-à-dire
une véritable sédation du système circulatoire, et par suite
du système nerveux ; cette action hyposthénisante est particulièrement l'apanage des eaux sulfhydriquées et sulfurées
calciques, qui contiennent une quantité plus ou moins
considérable d'hydrogène sulfuré libre ou mis rapidement
en liberté.

En résumé, l'action physiologique des Eaux d'Enghien
peut se formuler dans les trois propositions suivantes :

1º Action stimulante générale fournissant tous les éléments d'une médication tonique et reconstituante ;

2º Action d'activité spéciale sur la peau et sur les muqueuses des divers appareils de l'organisme, imprimant des

modifications profondes à leur mode de fonctionnement, et donnant les éléments d'une médication substitutive, résolutive ou révulsive, suivant les cas ;

3° Action sédative de la circulation et de la respiration, liée à celle de l'hydrogène sulfuré sur le système vasculo-cardiaque, et appropriée, par des procédés particuliers d'administration, aux indications thérapeutiques de la médication du même nom.

TROISIÈME PARTIE

Maladies soignées aux Eaux d'Enghien

Les maladies susceptibles d'être soignées aux Eaux d'Enghien sont trop nombreuses pour être énumérées sans ordre. Il est difficile de les passer en revue sans éviter une certaine confusion et sans tomber dans quelques redites.

Pour les exposer le plus clairement possible, nous les étudierons en suivant l'ordre des organes atteints :

Voies respiratoires,
Peau,
Système nerveux,
Organes génito-urinaires.

De plus, **les diathèses,** jouant un très grand rôle dans la médication sulfureuse, seront étudiées à part, ainsi que certaines **affections propres à l'enfance.**

CHAPITRE PREMIER

—⦅꒰𝒶𝒶꒱⦆—

Maladies des voies respiratoires

—⦅꒰𝒶𝒶꒱⦆—

C'est surtout dans ces maladies que les Eaux d'Enghien ont une action remarquable, et leur traitement par les inhalations constitue une méthode de choix pour leur guérison. Ainsi que l'a écrit le Dʳ Feugier : « L'eau finement pulvérisée a une action directe sur toutes les parties malades, même dans les anfractuosités où les médicaments liquides ne pénètrent pas, tandis que l'application du galvano-cautère et les cautérisations chimiques, si utiles que soient ces moyens, doivent être limitées avec soin, pour éviter des délabrements de la muqueuse ».

Pour rester dans le cadre de ce travail, nous passerons en revue, d'une façon succincte, les affections respiratoires justiciables de la cure d'Enghien.

1º **Coryza. Rhinite chronique.** — Les résultats sont excellents dans la forme catarrhale simple persistante, ou à récidives fréquentes ; il en est de même dans la forme sèche avec manifestations herpétiques.

Les résultats sont moins certains dans la forme chronique ulcéreuse ou ozène.

2º **Pharyngites.** — Les amygdalites, qu'elles revêtent la forme catarrhale chronique ou la forme folliculaire hypertrophique, sont améliorées par le traitement sulfureux.

Lorsque l'inflammation est généralisée, les différentes formes traitées à Enghien sont les suivantes :

Les pharyngites catarrhales, accompagnées ou non de l'hypertrophie des glandules. Cette dernière forme, dite granuleuse, est principalement l'apanage des chanteurs, avocats, prédicateurs, et se voit très abondamment dans notre station.

Les pharyngites dites herpétiques.

Les pharyngites de nature rhumatismale ou arthritique, caractérisées par un aspect sec et luisant de la muqueuse. dont la sécrétion normale semble complètement arrêtée.

Les pharyngites spécifiques, présentant des complications dues à un état catarrhal et à une constitution lymphatique ou scrofuleuse.

3º **Laryngite.** — Dans la plupart des cas, le pharynx et le larynx étant atteints simultanément, à ne considérer que l'origine, la nature ou la forme de l'affection, les indications restent les mêmes. Les formes qui sont le plus favorablement influencées par les eaux d'Enghien sont :

La laryngite catarrhale chronique, succédant à la laryngite aiguë qu'elle peut prolonger indéfiniment, ainsi que la forme dite hypertrophique ;

La laryngite glanduleuse ou granuleuse survenant d'emblée par suite de l'excitation et de l'inflammation des glandules.

La laryngite tuberculeuse offre peu de prise à la médication thermale. Il faut être très prudent dans l'usage des inhalations et des pulvérisations, car si dans quelques cas elles rendent la toux moins pénible et l'expectoration plus facile, il en est d'autres où elles peuvent augmenter les accidents.

En tous cas, c'est seulement dans la première période qu'elles peuvent rendre des services.

Bronchite chronique, Catarrhe bronchique.

Dans cette affection, au contraire, les eaux d'Enghien ont une efficacité constante; elles conviennent dans le catarrhe chronique des bronches à ses divers degrés, c'est-à-dire depuis la simple susceptibilité à contracter une bronchite sous l'influence du froid ou des variations brusques de température, jusqu'aux catarrhes chroniques anciens compliqués, dans l'âge mûr et chez les vieillards, de bronchorrhée, d'emphysème et de dilatations bronchiques.

Elles sont plus spécialement indiquées dans les cas suivants :

1º Dans la bronchite chronique primitivement locale ou accidentelle et indépendante de tout état diathésique;

2º Dans les catarrhes chroniques liés au lymphatisme et à la scrofule;

3º Dans les catarrhes herpétiques, c'est-à-dire coïncidant ou alternant avec des lésions de la peau.

Emphysème pulmonaire. — Asthme.

Le traitement sulfuré ne convient qu'aux formes d'asthme s'accompagnant de bronchite catarrhale, ainsi qu'aux seuls emphysémateux à catarrhe bronchique prédominant.

Tuberculose pulmonaire.

La cure d'Enghien sera prescrite exclusivement dans les tuberculoses à forme lente, à marche chronique et sans réaction fébrile.

Elles conviendront beaucoup mieux chez les malades à tempérament lymphatique que chez ceux dont la constitution est plus robuste et capable d'engendrer des poussées congestives autour des foyers tuberculeux.

Il faudra également tenir compte de l'état d'avancement de la maladie : à la première période, l'amélioration est certaine et presque constante; à la deuxième période il faut faire preuve de beaucoup de circonspection et tenir compte en particulier de la tendance des malades à faire des hémoptysies. La troisième période constitue une contre-indication formelle.

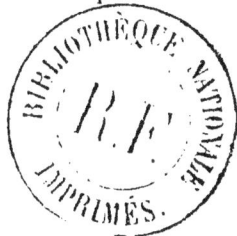

CHAPITRE II

Dermatoses

L'action des eaux sulfureuses sur les dermatoses a été de tout temps le sujet de controverses très vives. Bazin ne leur accorde qu'un pouvoir très limité et encore dans la cure des affections d'origine scrofuleuse seulement. Au contraire d'après Hardy, Pidoux, de Puisaye, Hébra, Durand-Fardel, on peut les considérer comme les eaux les plus utiles parmi toutes celles qui sont conseillées dans la plupart des dermatoses.

En ce qui concerne les Eaux d'Enghien en particulier, leur minéralisation et leur température leur confèrent des propriétés spéciales et très importantes.

Au contraire des sulfurées sodiques qui, d'abord sédatives, deviennent ensuite excitantes, les Eaux d'Enghien, après une courte période d'excitation, deviennent sédatives grâce à l'abondance de l'hydrogène sulfuré.

Leur faible thermalité leur constitue encore un avantage précieux dans le traitement des affections eczémateuses, chez lesquelles des eaux trop chaudes peuvent provoquer des poussées et augmenter la durée et l'étendue des lésions.

Les maladies chroniques de la peau que les Eaux d'Enghien peuvent améliorer ou guérir appartiennent aux formes humides, sécrétantes, aux espèces vésiculaire, papuleuse et pustuleuse.

Parmi elles, il faut citer surtout l'**eczéma chronique,** quel que soit son siège, et sous les formes simple, impétigineux et fendillé ; puis le **lichen, l'acné disseminata** et **rosacea** (ou couperose).

Elles doivent être administrées quelque temps après la période aiguë, car le premier effet de la médication est de ramener la dermatose à l'état subaigu; l'action excitante devient substitutive. et bien dirigée, peut alors conduire à la guérison.

Elles conviennent tout particulièrement chez les herpétiques, les scrofuleux, chez tous les malades à organisme torpide, où dominent les tendances catarrhales, et dont les déterminations morbides se font sur la peau et sur les muqueuses.

Les Eaux d'Enghien offrent moins de ressources dans les formes sèches et squameuses, telles que le pityriasis et le psoriasis.

CHAPITRE III

Névroses

Les Eaux d'Enghien doivent à leurs propriétés toniques et reconstituantes les heureux résultats qu'on retire de leur emploi dans certaines névroses, telles que l'asthme nerveux et la neurasthénie.

CHAPITRE IV

Maladies des organes génito-
urinaires
Maladies de l'utérus

Les Eaux d'Enghien peuvent donner de bons résultats chez les lymphatiques et les débiles atteints de blennorrhagies remontant à plusieurs mois ou à plusieurs années.

Dans les affections de l'utérus, elles donnent, ainsi que l'a constaté le Professeur Robin, des résultats certains, en dehors de la période aiguë.

Leur effet curatif est certain dans les aménorrhées de cause locale ou générale (anémie, chlorose ou spécificité), ainsi que dans les dysménorrhées.

Elles donnent également des résultats quelquefois surprenants chez les femmes lymphatiques atteintes de métrite catarrhale.

CHAPITRE V

Maladies dystrophiques et dyscrasiques

Scrofule.

Par leurs propriétés stimulantes et toniques, les Eaux d'Enghien agissent sur les fonctions de nutrition et impriment aux organes une activité nouvelle. A ce titre, elles sont indiquées dans le lymphatisme, même lorsqu'il n'existe encore aucune détermination locale de la scrofule.

Elles conviennent encore à la deuxième période de celle-ci, c'est-à-dire lorsqu'elle se manifeste par les scrofulides cutanées ou muqueuses.

Anémie. — Chlorose.

On peut utiliser les Eaux d'Enghien spécialement lorsque ces affections se greffent sur le lymphatisme.

Syphilis.

Les eaux sulfureuses agissent de trois façons dans cette affection.

Leur effet curatif existe d'une façon indubitable sur certains accidents secondaires de la peau et des muqueuses, dans ce sens qu'elles agissent sur les associations inflam-

matoires qui se greffent si souvent sur ces lésions, principalement chez les arthritiques et les lymphatiques.

Elles permettent un traitement plus intensif, en assurant
une élimination régulière du mercure.

Enfin, par leur action tonique, elles sont utiles chez les
syphilitiques dont l'état général s'altère.

Rhumatisme articulaire chronique.

Les formes où l'action des Eaux d'Enghien est la plus
active sont les suivantes :

1° Rhumatisme musculaire chronique, à répétitions
fréquentes, avec gêne ou empêchement de l'acte loco-
moteur.

2° Arthropathies et raideurs articulaires succédant au
rhumatisme articulaire aigu, et en dehors de toute compli-
cation cardiaque.

3° Rhumatisme articulaire chronique à marche progres-
sive, occupant les petites articulations, et chez les malades
à constitution faible et lymphatique.

CHAPITRE VI

—◦◦◦—

Maladies particulières à l'enfance

—◦◦◦—

Certaines affections dont les enfants peuvent être particulièrement atteints sont aussi tributaires des Eaux d'Enghien : ce sont la coqueluche, la laryngite striduleuse, l'adénopathie trachéo-bronchique. Il en est de même des états inflammatoires des bronches, et de l'arrière-gorge, consécutifs aux fièvres éruptives, rougeole, scarlatine, et à la cure chirurgicale des végétations adénoïdes, où un traitement sulfureux, agissant comme stimulant et tonique, donne d'excellents effets.

Une remarque sur laquelle nous voulons attirer l'attention, c'est la facilité avec laquelle les enfants en bas âge supportent le traitement des eaux sulfureuses. Le séjour dans les salles d'inhalation est toléré par eux sans la moindre gêne. Chez les enfants, il est à remarquer aussi qu'on ne constate aucun des phénomènes qui, à la suite des inhalations ou des bains prolongés, constituent les accidents de la poussée thermale.

CHAPITRE VII

Contre=Indications générales

1º Les Eaux d'Enghien ne doivent jamais être employées lorsqu'il existe un état fébrile continu.

2º Les malades à tempérament sanguin et les nerveux très surexcitables doivent également les éviter.

3º Elles sont contre-indiquées d'une façon formelle chez les goutteux et les cardiaques.

4º Il en est de même dans les cachexies profondes : cancer, débilité sénile, troubles cérébraux, période avancée de la tuberculose.

QUATRIÈME PARTIE

—⁓⁓—

Les Eaux d'Enghien à domicile

——⁓⁓——

En raison de leur faible thermalité,
les EAUX d'ENGHIEN
se transportent sans altération.
OSSIAN Henry.
(Rapport à l'Académie de Médecine.)

L'emploi des Eaux thermales à domicile n'équivaut pas certainement à un traitement fait sur place, dans un établissement qui offre au baigneur des services spécialement aménagés pour les diverses maladies qu'on y traite.

Il est cependant aujourd'hui de notoriété publique que ces eaux, employées à domicile, rendent de très réels services : ce sont des médicaments de valeur incontestable qui, bien souvent, occupent la première place dans le traitement de nombreuses maladies.

Les **Eaux d'Enghien** sont à juste titre un exemple typique de ce que nous avançons ; émergeant froides (13°), elles ne sont pas altérées par la mise en bouteille qui est immédiate ; elles ont là un avantage sur les eaux sulfureuses des Pyrénées qui, émergeant à plus de 50°, doivent attendre leur refroidissement à l'air avant l'embouteillage.

Des expériences nombreuses et répétés ont démontré que l'**Eau d'Enghien,** mise en bouteilles et conservée à l'abri de la lumière, ne présente aucune perte de principe sulfureux au bout d'un an.

Maladies que l'on peut traiter à domicile avec l'Eau d'Enghien.

1º Rhumes, Maux de gorge, Bronchites, Coqueluche
2º Asthmes ;
3º Maladies de la peau ;
4º Rhumatismes ;
5º Inflammations de la bouche ;
6º Anémie, Lymphatisme, Adénopathies ;
7º Pansement des plaies.

Emplois de l'Eau d'Enghien à domicile.

1º **En boisson.** — Soit pure, soit mélangée avec du lait tiède ou un sirop approprié.

Dose : *1 à 4 verres par jour le moins près possible des repas.*

Applications : *Toutes les maladies précédemment citées.*

2º **En pulvérisations ou en douches locales,** d'une durée de 10 à 30 minutes.

Température (30º) obtenue en plongeant la *bouteille elle-même* dans un bain-marie.

Applications : *Rhumes, maux de gorge, bronchites, asthmes, coqueluche, inflammations de la bouche, pansement des plaies.*

(La pulvérisation et la douche locale s'obtiennent à l'aide d'un appareil spécial « Enghien chez soi » qui s'adapte directement sur la bouteille.) Demander le prospectus.

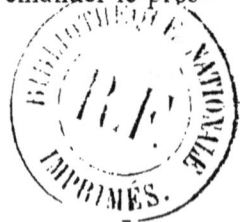

TABLE DES MATIÈRES

—‿ɞɞ⤳—

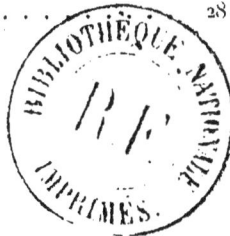

—⤳✕⤳—

www.ingramcontent.com/pod-product-compliance
Lightning Source LLC
Chambersburg PA
CBHW060509200326
41520CB00017B/4973